Achtung Patient

Melanie Waldhardt

Achtung Patient

Kommunikations- und Kniggetraining

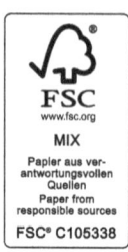

Bibliografische Information der Deutschen Nationalbibliothek:
Die Deutsche Nationalbibliothek verzeichnet diese Publikation in der Deut-
schen Nationalbibliografie; detaillierte bibliografische Daten sind im Inter-
net über http://dnb.dnb.de abrufbar.

© *2013 Melanie Waldhardt*

Herstellung und Verlag: BoD – Books on Demand, Norderstedt

ISBN: **978-3-8482-2876-8**

Inhaltsverzeichnis

Einführung

Liebe Kolleginnen und Kollegen, gerade in der heutigen Zeit ist das sogenannte Schlaraffenland für viele Unternehmen in weite Ferne gerückt. Die Märkte sind übersättigt und die meisten Bedürfnisse sind befriedigt. Gerade als niedergelassener Arzt bekommen Sie dies täglich zu spüren.

Eine gute Dienstleistung reicht für den unternehmerischen Erfolg schon lange nicht mehr aus. Sie benötigen Kunden, die Sie und Ihr Angebotsportfolio zu schätzen wissen. Doch wie schafft man es aus dem breit gefächerten Käufermarkt herauszuragen?

Vieles ist in der heutigen Zeit austauschbar geworden. Immer höhere Anforderungen werden an Sie und Ihr Team gestellt. Die Markttransparenz wird in den kommenden Jahren noch weiter wachsen. Der Patient wird immer mehr zum informierten Kunden. Wenn wir von den unterschiedlichen ärztlichen Fachrichtungen ausgehen, dann sind viele Produkte und Dienstleistungen vergleichbar geworden. Heutzutage bieten überdurchschnittlich viele Ärzte Igel- und Selbstzahlerleistungen an.

Deshalb ist es unabdingbar die individuellen Unterschiede herauszuarbeiten und in allen möglichen Kanälen an den Kunden zu kommunizieren.

Sympathie - Menschen kaufen von Menschen, die ihnen sympathisch sind

Mit dem ersten Eindruck fängt es an. Kunden, die das erste Mal mit Ihrer Praxis in Kontakt kommen, sind vorsichtig, manchmal sogar misstrauisch. Hier kann der Empfang schon bei der telefonischen Kontaktaufnahme eine positive Grundeinstellung erzeugen.

Wenn der Kunde freundlich angenommen wird und dadurch ein empathisches Miteinander entsteht, wird er weniger Vorbehalte gegenüber dem ersten Termin haben.

Der moderne Patient informiert sich natürlich schon vorab über Sie und Ihr Unternehmen. Deshalb ist es wichtig, dafür Sorge zu tragen, dass sich sowohl Ihr persönlicher Auftritt als auch Ihr Außenauftritt wie zum Beispiel: Internetpräsentation, Printwerbung, Praxisauftritt optimal ergänzen.

Gesprächseinleitung

Wahrscheinlich hat selten oder noch nie jemand eine Bemerkung über Ihren Handschlag gemacht, über seine Qualitäten oder das Gefühl, was erzeugt wurde, als Sie jemandem die Hand geschüttelt haben.

Warum ist so etwas noch nicht geschehen? Nun, diese Form des ersten Kontakts ist etwas sehr Persönliches und über persönliche Dinge redet man doch eigentlich nur, wenn man jemanden sehr gut kennt.

Sie kennen die Situation doch selbst nur allzu gut, wenn Sie dabei sind, eine Anamnese von Ihrem Patienten zu erstellen. Oft braucht man sehr viel Geduld und Empathie und dies innerhalb kürzester Zeit.

Wenn wir die einzelnen Kommunikationsnuancen untersuchen, dann gehört der Handschlag zu einem wichtigen Instrument um den Erstkontakt innerhalb von Sekunden an sich zu binden.

Der Handschlag signalisiert zum Beispiel:

- Ich freue mich
- Ich bin freundlich
- Ich bin an dir interessiert
- Ich bin aufrichtig
- Ich bin integer
- Ich fühle mich wohl in deiner Gesellschaft

Unser Gegenüber spürt so etwas unbewusst. Eine effiziente Kommunikation ist gegeben. Ihr potenzieller Kunde muss wahrnehmen, dass Sie einen Händedruck austauschen. Bei manchen Leuten geht dieser Händedruck so schnell über die Bühne, dass ihn nicht einmal eine Kamera mit minimaler Belichtungszeit festhalten könnte. Wie lange ist nun also gut genug?

Lassen Sie uns etwas mit Ihren grauen Zellen spielen, um diese Frage für sich selbst zu beantworten. Wie schaut es bei Ihnen aus? Wenn Ihnen jemand die Hand schüttelt? Was nehmen Sie wahr, wenn Sie sich beim nächsten Mal bewusst darauf konzentrieren?
Anhand dessen können Sie für sich selbst die nötige Zeit ableiten. Der Handschlag muss eine solide Verbindung herstellen, damit die Signale ungehindert fließen können. Mit einem schlaffen Händedruck schaffen Sie keine nachhaltige Verbindung. Und sollte doch eine Botschaft übermittelt werden, wird es keine sein, die für Sie förderlich ist.

Die Berührung Ihres Gegenübers ist an Ihre Stimme gekoppelt. Sprechen Sie langsam, um die Handschlag-Zeit zu maximieren. Stellen Sie einen offenen und souveränen Blickkontakt her.

Sie werden die Entdeckung machen, dass viele Ihrer Gesprächspartner kurz wegsehen werden und Sie danach wieder anschauen. Danach findet die Berührung mit den Augen und Ihrer Stimme statt und zwar während der gesamten Konversation.

Ihr Wesen muss durch Ihre Stimme und Ihre Worte ergänzt werden, so können Sie sich optimal darstellen. Wenn Sie in sich selbst sicher wirken, geht diese Wirkung direkt auf Ihren Kunden über, egal um welches Thema es im nun folgenden Gespräch geht.

Heilen und Verkaufen, wie passt das zusammen?

Bisher sind Sie vielleicht hervorragend mit Ihrer fachlichen Qualifikation und den damit erworbenen Fähigkeiten zurechtgekommen, aber diese Seite alleine reicht nicht mehr, um langfristig wirtschaftlich erfolgreich zu sein, hierfür benötigen Sie ein hohes Maß an emotionaler Intelligenz und an Empathie.

Sie müssen lernen zwischen den Zeilen zu lesen und den Patienten als Ganzes wahrzunehmen. Dann füllt er sich verstanden und ist offener für Dinge, die er noch nicht kennt. Gerade im Verkauf gibt es viele Dinge, die Sie als Verstärker einsetzen können. Haben Sie eine Praxisbroschüre? Werden Ihre Selbstzahlerleistungen auf Ihrer Internetseite und in Ihrem Wartezimmer beworben?

Weisen Ihre Helferinnen auf Neuerungen hin? Verfügt Ihre Praxis über eine Igelsprechstunde? All dies sind Türöffner, die uns schon vor dem eigentlichen Verkaufsgespräch den Weg ebnen können.

Wenn etwas in Ihrem Portfolio fehlen sollte, dann holen Sie es schnellstmöglich nach. Alle Quellen, wo der Patient die Möglichkeit der Information hat, werden sich für Sie mittelfristig als zielführend erweisen.

Von der Idee zum Abschluss

Neben den normalen Behandlungen, die der Patient erfährt, wenn er als unter einer Krankheit leidender zu Ihnen kommt, gibt es vielfältige Möglichkeiten Ihre Gewinnspanne durch zusätzliche Dienstleistungen wie Igel- oder Selbstzahlerleistungen zu optimieren.

Hiermit werden wir uns während der nächsten Kapitel beschäftigen. Ich werde Ihnen die Verkaufstechnik anhand von Beispielen aus den unterschiedlichen ärztlichen Fachrichtungen vorstellen. Diese lassen sich leicht anpassen und so vielfältig verwenden. Selbstverständlich profitieren auch Ihre Praxismitarbeiter davon, denn auch sie tragen zu einem optimalen Verkaufserfolg bei.

Was ist verkaufen

Das Verkaufsgespräch setzt sich aus verbal geäußerten Gedanken zusammen die immer aufeinander aufbauen, um letztlich ein bestimmtes Ziel zu erreichen. Worte und Sätze allein schaffen jedoch noch keine Verbindung. Sie dienen lediglich als Erklärungshilfe und gewährleisten den logischen Fluss eines wichtigen Gedankens.

Emotionale Kundenbindung ist eine der sichersten Möglichkeiten langfristig etwas vom Kunden zu haben. Je stärker die Emotionen sind, die Sie vermitteln, umso langfristiger wird der Kunde an Sie gebunden.

Hört sich einfacher gesagt als getan? Wie sind Sie denn bis jetzt vorgegangen? Haben Sie sich Gedanken darüber gemacht, wie viel Chancen Sie im täglichen Kundenkontakt für eine nachhaltige Bindung haben? Wie sieht es mit Ihrer Terminvergabe aus? Sie wissen doch selbst, dass es mittlerweile viele Patienten gibt, die sich zwar PKV versichern könnten, es aber aus verschiedenen Gründen nicht tun.

Wie also läuft Ihr Terminmanagement? Wenn Sie Privatpatienten bevorzugt Termine geben, weil dort mehr abgerechnet werden kann, dann vergeben Sie täglich Chancen. Die Mund-zu-mund-propaganda wird gegen und nicht für Sie sprechen, so etwas spricht sich schneller herum, als Ihnen lieb ist. Eventuell nimmt auch ein gesetzlich Versicherter eine Igelleistung in Anspruch, es kommt hierbei sehr häufig nur auf die Nutzenargumentation an.

Wenn in der Familienanamnese schon Vorerkrankungen bestehen, ist der Patient viel offener etwas für seine Gesundheit zu tun. Man hat einen guten Ansatzpunkt, um sinnvoll zu sensibilisieren.

Kundenbedarfsweckung kann über die verschiedensten Kanäle erfolgen, einige habe ich Ihnen schon genannt, fassen wir also noch mal kurz zusammen:

Sie haben in diesem Kapitel gelernt, dass es wichtig ist, bereits im ersten Eindruck ein Gefühl der Nähe an den Kunden zu vermitteln. Wichtige Instrumente Ihrer täglichen Arbeit sind die verschiedenen Werbemedien, die Sie je nach Ihrer Praxisrichtung sinnvoll in Ihr Marketing integrieren können.

Warum hat Dr. Muster so viele Kunden und ich nicht?

Dass Kunden wieder in Ihre Praxis kommen, kann ganz unterschiedliche Gründe haben, denn nicht immer ist es vom Kunden selbst gewünscht. Vielleicht gibt es einfach keine Alternativen, weil Sie eine Koryphäe auf Ihrem Gebiet sind, dies ist der optimale Zustand, ganz nah am monopolistischen Status, vielleicht aber auch nur, weil der Kunde bequem ist oder weil er es nicht besser weiß.

Diesen Kunden werden Sie dann nach der Behandlung nie wieder sehen, er wird Sie auch nicht weiterempfehlen. Ein planvolles Handeln in Bezug auf die Loyalität des Kunden kann sein, dass der in der Zukunft erwartete Nutzen alle negativen Bedenken überwiegt oder, der Kunde hat Wechselbarrieren und traut sich nicht einen Kollegen aufzusuchen, weil er Ärzten gegenüber generell unsicher ist und nicht glaubt, dass Ihr Kollege ihn besser behandeln kann.

Wir müssen folgenden Status erreichen:

Der erwartete Nutzen für den Patienten muss alle Alternativen übertreffen, dann ist der Kunde zufrieden und möchte aus eigenem Antrieb erneut zu Ihnen und sich beraten oder behandeln lassen.

Wenn der Kunde Wechselbarrieren überwinden muss, ist es für ihn bedeutend schwieriger den Nutzen der Dienstleistung auf die Konkurrenz zu übertragen. Er bleibt Ihnen treu.

Machen Sie doch mal eine Analyse von 4 Quartalen. Wie viele Ihrer Kunden sind nicht wiedergekommen, obwohl die Behandlung noch nicht abgeschlossen war? Je höher die Loyalität Ihrer Kunden ist, umso profitabler ist Ihr Geschäft, außer Sie hätten zu wenig Kunden, dann liegt der Fehler am heute notwendigen Empfehlungsmarketing, dann müssen Sie dort ansetzen.

Teamklima und wechselseitige Faktoren

Sie müssen Ihre Mitarbeiter ins Boot holen, gerade in Bezug auf Freundlichkeit und Nutzenkommunikation als auch Service. Wenn der erste Kontakt mit dem Patienten stattfindet, ist es wichtig ihm die Hand zu reichen, im wahrsten Sinne des Wortes. Sie müssen all Ihre Patienten ins Boot holen, sinnvoll ist dies für eine langfristige Kundenbindung sowie für eine positive Mundpropaganda.

Ich selbst erlebe die Krux in Arztpraxen sehr oft am fehlenden Service, ich kenne sowohl die Seite des Kassen- als auch des Privatpatienten. Schlecht geschultes und unter Druck stehendes Personal, zu wenige Pufferzeiten, überarbeitete Ärzte und ständige Kürzungen im Budget sind nur die Spitze des Eisberges, der sich oft über viele Jahre angestaut hat.
Deshalb ist es wichtig, das Team ständig zu motivieren. Eine florierende Praxis erhält Arbeitsplätze und schafft neue. Durch den höheren Gewinn ist es möglich besser auf die Belange des einzelnen Mitarbeiters einzugehen. Auch dies spricht sich natürlich positiv herum. Wenn das Team stimmig ist und gut aufeinander eingestellt funktioniert, davon haben nicht nur Sie etwas, sondern auch der Kunde, welcher Ihre Praxis betritt.

Die Hemmschwelle Ihr Angebot abzublocken wird deutlich verringert. So haben Sie die Möglichkeit, ohne aufdringlich zu sein, in Ihrer Praxis etwas zu verkaufen, ein schlechtes Gewissen brauchen Sie dabei nicht zu haben, denn Sie tun etwas Positives. Für den Patienten und für sich.

Geschlossene Fragen dienen uns im Verkaufsgespräch dazu, die Thematik auf den Punkt zu bringen. Hier wird meist kurz und knapp geantwortet, so können Sachverhalte bestätigt werden und falsche Annahmen direkt korrigiert werden.

Beispiel Dermatologie:

Verwenden Sie die Hautcreme, die ich Ihnen verschrieben habe?

Fühlen Sie sich wohl mit dem Medikament?

Ist alles in Ordnung bei Ihnen?

Ein weiteres probates Mittel sind Alternativfragen. Dadurch erleichtern Sie dem Kunden Entscheidungen zu treffen, indem Sie Ihnen verschiedene Wahlmöglichkeiten anbieten.

Beispiel:

Sollen wir uns vor oder nach Ihrem Urlaub noch mal über mein Angebot unterhalten?

Möchten Sie über neue Leistungen unserer Praxis per E-Mail oder per Post informiert werden?

Dann gibt es noch die Suggestivfragen, um den Kunden in eine bestimmte Richtung zu lenken. Bedenken Sie, dass diese Frageform im

Rahmen einer partnerschaftlichen Beziehung zu Ihrem Patienten nur sehr sparsam verwendet werden soll. Hier ein Beispiel:

Meinen Sie nicht auch, dass man für seine Gesundheit nie genug tun kann? Gerade als Familienvater sind Sie Ihrer Familie gegenüber verpflichtet. Eine gute Prävention ist unumgänglich, sehen Sie doch sicherlich auch so?

Üben Sie diese Frageformen mit Ihrem Team, bevor Sie sich damit an einen Patienten wagen, wenn Sie noch unsicher sind. Je besser Sie mit den Frageformen und mit dem Sinn dahinter vertraut sind, umso sicherer werden Ihre Verkaufsargumente dem Patienten erscheinen.
Um Ihre Fähigkeiten in diesen Bereichen stetig zu verbessern, wollen wir uns nun dem Thema Kommunikation ganz ausführlich zuwenden. Denn ohne Grundlage kein Verkauf.

Kommunikation als Schlüssel für eine effektive Verkaufstechnik

Als Grundlage für eine effektive Verkaufstechnik müssen Sie Ihre kommunikativen Fähigkeiten schärfen. Damit wirken Sie in jeder Situation souverän und können auf die unterschiedlichsten Belange Ihrer Patienten optimal eingehen. Etymologisch betrachtet, bedeutet Kommunikation (lat. communicatio) wörtlich so viel wie **„Vergemeinsammung"** im Sinne von Mitteilung, Verbindung, Zusammenhang oder Verständigung.
In der Nachrichteninformationstechnik dagegen ist darunter schlicht der Austausch von Informationen mit Hilfe von Zeichen und Symbolen zu verstehen, wobei die Informationen zunächst codiert und dann wieder decodiert werden.
Aus diesen beiden Definitionen lassen sich schon die grundlegenden Charakteristika von Kommunikation ableiten.
Zum einen ist eine bestimmte Verbindungsaufnahme zwischen Kommunikationspartnern nötig, zum anderen bedienen sich diese bestimm-

ter Codes und Signale (z.B. Sprache oder Körpersprache), um ihre Informationen zu transportieren und auszutauschen.

Patienten versuchen durch die Körpersprache des Arztes Rückschlüsse auf ihren Gesundheitszustand herzustellen. Das ist eine wichtige Information für Sie, denn negative Rückschlüsse ohne verbale Begründung können für den Patienten unerträglich werden, er wird dann nicht gerne erneut zu Ihnen in die Praxis kommen, nur wenn kein anderer Kollege einen Termin frei hat, werden Sie aufgesucht.

Es wird deutlich, dass Kommunikation unter diesem Blickwinkel einen enorm großen Anteil am täglichen Leben einnimmt. Kommunikation bedeutet weit mehr als das bloße Sprechen und Zuhören, Fragen oder Antworten. Auch „Nicht-Sprechen", beispielsweise Schweigen, Abwenden, Ignorieren, Nicken, Schulterklopfen oder Lächeln fällt darunter.

Sicher haben Sie viele solcher Situation in Ihrem täglichen Praxisgeschehen schon erlebt, oft wird einem vieles klar, wenn es direkt angesprochen wird. Da wir hier keine Thesen ohne Begründung aufbauen wollen, schauen wir uns einfach mal an, was die Wissenschaft dazu sagt:

Manche Kommunikationswissenschaftler meinen, dass jedes Verhalten Kommunikation sei. Die Tatsache, dass moderne Medien zunehmend die zwischenmenschliche Kommunikation auf formelle oder sachliche Aspekte reduzieren, ändert nichts an der gewaltigen Bedeutung, die der Kommunikation heute zukommt. Im Gegenteil: Gerade im Gesundheitswesen ist der Kommunikationsbedarf überdurchschnittlich hoch, durch vielfältige Reglementierungen aber nicht immer optimal umsetzbar. Der Weg um einen Kunden langfristig zu binden, führt über eine aufmerksame Kommunikation, egal ob verbal oder nonverbal. In qualifizierten Berufsgruppen liegt der Anteil der zwischenmenschlichen Kommunikation über 90 %, was empirische Studien belegen.

Störungen in der Kommunikation gibt es zuhauf: Missverständnisse, Streits oder Konflikte gehören zum Arbeitsalltag wie die Arbeit selbst. Sicher haben Sie es auch schon selbst erlebt. Sie wollen Ihren Mitarbeitern etwas mitteilen, doch irgendwie wollen Ihnen die passenden Worte nicht einfallen. Sie werden missverstanden, das wirkt sich natürlich sofort auf das Betriebsklima und auch direkt auf die Patienten aus. Die Verbesserung der Kommunikation durch das Training von Verstehen und Zuhören ist der erste Schritt um Missverständnisse zu vermeiden und somit ein besseres Betriebsklima zu erreichen. In jeder Situation die richtigen Worte parat zu haben und bei Ablehnung durch den Patienten verständnisvoll zu reagieren, ist hier gefragt. Wir wollen dem Patienten mit unseren Dienstleistungen ja etwas Gutes tun und zwar als Team in seiner Gesamtheit.

Kommunikation am Model erlernen

Ausgehend von der eingangs erwähnten Definition von Kommunikation als Austausch von Informationen lässt sich ein stark vereinfachtes Kommunikationsschema ableiten:
Ein Sender (S) übermittelt ein bestimmtes Signal, eine Botschaft oder Nachricht (N) an einen Empfänger (E). Auf dem Weg dorthin wird die Nachricht beim Sender verschlüsselt (codiert) und beim Empfänger wieder entschlüsselt (decodiert). Die Rückkopplung (F) erfolgt auf dem umgekehrten Weg, der Empfänger meldet dem Sender zurück, was bei ihm angekommen ist. Einfaches Beispiel: „Wie viel Uhr ist es bitte?" – „Kurz nach zwölf."

Senden und Empfangen in der Arztpraxis

Gerade in der Arztpraxis herrscht für den Patienten oft eine angespannte Situation vor, er hat Probleme sich optimal zu konzentrieren, weil er auf ein bestimmtes Ergebnis wartet. Oder er hat sich von viel zu lange im Wartebereich aufhalten müssen und ist einfach nur noch genervt. Deshalb holen wir den Patienten schon beim ersten Kontakt im Sprechzimmer ab. Wir fragen ihn, ob er lange gewartet hat und wie er sich fühlt, ob er etwas zu trinken möchte, was wir für ihn tun können. Alleine dadurch unterscheiden Sie sich schon von einer Vielzahl Ihrer Kollegen, weil der Arzt-Patientenkontakt oft nur oberflächlich verläuft. Da wir unsere Patienten aber über einen ganz langen Zeitraum an uns binden wollen und möglichst noch Empfehlungen erreichen wollen, müssen wir uns anders verhalten.

Mit Sachinhalten überzeugen

Die erste Kommunikationsebene auf der wir uns im Patientengespräch befinden ist die Sachinhaltsseite.

Die Sachinhaltsseite beschreibt den sachlichen Gehalt einer Nachricht, also das, worüber der Sender informiert. Inhalte dieser Seite sind Tatsachen, Darstellungen, Informationen oder Feststellungen. Damit der Sachinhalt möglichst klar und unverzerrt beim Empfänger ankommt, muss die Darstellung sachlich und verständlich sein (damit Sie den Sachinhalt steuern können).

Appellieren als Verhaltensmotivation

Mit der Appellseite möchte der Sender den Empfänger zu einem bestimmten Verhalten veranlassen bzw. dessen Verhalten lenken oder beeinflussen. Damit beschreibt die Appellseite den Kommunikationszweck. Appelle werden jedoch meist verdeckt, undeutlich oder nur indirekt ausgedrückt, und so kommen sie beim Empfänger falsch oder gar nicht an.

Die Beziehungsseite

Die Beziehungsseite einer Nachricht spiegelt das Verhältnis zwischen Sender und Empfänger wider. Mit der gesendeten Nachricht wird auch immer eine bestimmte Art von Beziehung zwischen den Kommunikationspartnern ausgedrückt. Dies zeigt sich in der Art und Weise, wie kommuniziert wird (Einstellungen, Gefühle, Erwartungen, Vorurteile, usw.) und beschreibt die persönliche „Chemie" zwischen Sender und Empfänger.

Lange bevor diese Beziehung in Worte gefasst wird, kündigt sie sich oft schon durch nonverbale Signale an (z.B. in der Mimik, Gestik, Betonung usw.).

Was teile ich von mir mit?

Die Selbstaussageseite sagt etwas über den Sender aus. Mit jeder Botschaft teile ich auch etwas über mich selbst mit („Sobald ich etwas von mir gebe, gebe ich etwas von mir."). Jeder Kommunikationsakt ist auch immer eine „Kostprobe" der Persönlichkeit oder Verfassung des Senders. Auch hier ist die nonverbale Kommunikation von großer Bedeutung. Die Selbstaussage kann in diesem Zusammenhang sowohl als gewollte Selbstdarstellung (Imponier- und Fassaden-Techniken) als auch als unfreiwillige Selbstoffenbarung verstanden werden.

Genau aus diesem Grund, sollte man sich darüber im Klaren sein, was man überhaupt ausstrahlen und vermitteln möchte. Wenn ich eine Dienstleistung anbiete, von der ich 100 % überzeugt bin, dann hilft mir meine Körpersprache meinen Enthusiasmus auf meinen Patienten zu übertragen, deshalb bieten Sie bitte nur das an, wovon Sie überzeugt sind, das wird sich letztlich dann auch verkaufen. Dann fängt es an Spaß zu machen.

Die vier dargestellten Seiten sind wie in einem Paket in jeder Nachricht enthalten, wobei situationsspezifisch jeweils eine Seite im Vordergrund steht. Legt der Sender seinen Schwerpunkt bei einer Äußerung beispielsweise auf den Appell, so kann der Empfänger diese Botschaft grundsätzlich auch mit vier „Ohren" empfangen, er könnte beispielsweise eine Äußerung auf der Beziehungsseite „persönlich" verstehen.

Beispiel:

Arzt zu Patientin: „Ist viel los im Wartezimmer?"

Die vier Seiten dieser Nachricht könnten lauten (oder anders formuliert: Was hat der Arzt, bewusst oder unbewusst, in diese Nachricht hineingesteckt?):
Sachinhalt: „Wie ist der Zustand im Wartezimmer." Appell: „Ich habe es eilig!"
Beziehung: „Ich schätze dich nicht mehr als meine anderen Patienten."

Auf welchem „Ohr" empfängt nun die Gesprächspartnerin die Aussage? Dem Sachinhalt wird sie sicher zustimmen. Falls sie auch auf dieser Ebene reagiert, könnte sie z.B. antworten: „Ja, das Wartezimmer ist sehr voll". Auf den Appell könnte sie durch Aufstehen reagieren.

Ihre Reaktion könnte, wenn sie sich gegen diese „Bevormundung" auf der Beziehungsseite zur Wehr setzte, beispielsweise so aussehen: „Sind wir schon fertig?" Schließlich könnte sie auf die Selbstoffenbarung reagieren, z.B. „Sie haben es eilig?"
Unter diesen Gesichtspunkten wird deutlich, was bei der Kommunikation passiert, wenn wir aneinander vorbeireden. S sendet auf vier Kanälen gleichzeitig (wobei ein bestimmter Kanal von ihm bewusst bevorzugt wird), E empfängt jedoch nur auf bestimmten Kanälen.
Wenn Sende- und Empfangskanal nicht übereinstimmen, kommt es zu einer Störung der Kommunikation.

Das Vier-Seiten-Modell von SCHULTZ VON THUN wurde angeregt durch die Arbeiten des Sprachwissenschaftlers Karl BÜHLER und des Kommunikationsforschers Paul WATZLAWICK. BÜHLER unterschied schon 1934 in seinem „Organon-Modell" die drei Aspekte Darstellung - Ausdruck - Appell, WATZLAWICK beschränkt sich auf eine Inhalts- und eine Beziehungsebene, wobei Letztere in obigem „Eisbergmodell" die drei Seiten unter Wasser umfasst.

Paul WATZLAWICK war es auch, der die fünf Grundsätze der Kommunikation formuliert hat:

Man kann nicht nicht kommunizieren. Sie drücken immer etwas aus, wenn Sie genervt oder überarbeitet sind, dann spürt das Ihr Kunde und natürlich auch Ihre Mitarbeiter. Da in der Gegenwart eines anderen Menschen jedes Verhalten Mitteilungscharakter hat und somit Kommunikation ist. Auch Schweigen und Wegsehen sind Elemente der Kommunikation, keine Antwort ist auch eine Antwort.

Kommunikation als Bezugssystem

Jede Kommunikation hat einen Inhalts- und einen Beziehungsaspekt.
Liegt auf der Beziehungsebene eine Störung vor, so wird dadurch der sachliche Informationsaustausch auf der Inhaltsebene erschwert bzw. sogar verhindert.

Die Kommunikation ist durch die Bezugssysteme der Gesprächspartner bestimmt.
Sender und Empfänger gliedern ihre Kommunikationsabläufe individuell und haben somit auch individuelle Sichtweisen von Sachverhalten (z.B. das Glas Wasser, das für den einen halb voll, für den anderen halb leer ist). Ursache und Wirkung bestimmter Ereignisfolgen sind nicht mehr auseinanderzuhalten, sie bedingen sich wechselseitig (z.B. er zieht sich zurück, weil sie nörgelt. Sie nörgelt, weil er sich zurückzieht usw.).

16

Die Kommunikation bedient sich digitaler und analoger Zeichen

Analoge Zeichen sind beispielsweise Bilder, Zeichnungen oder Piktogramme, aber auch unsere Körpersprache. Digitale Zeichen sind Namen, Begriffe oder Bezeichnungen (also Sprache) und verdanken ihre Bedeutung allein der Übereinkunft, Dinge so, und nicht anders zu nennen.
Sie sind zur Übermittlung von Wissen geeignet und daher zur Beschreibung des Inhaltsaspekts. Der Beziehungsaspekt dagegen wird eher mit analogen Zeichen verdeutlicht.

Menschliche Kommunikation verläuft symmetrisch oder komplementär

Symmetrisch verläuft Kommunikation immer dann, wenn die Gesprächspartner den gleichen Status haben bzw. gleichberechtigt oder gleichrangig sind. Komplementär kommunizieren Menschen, wenn ihre Beziehung auf Unterschiedlichkeit beruht und sich ihr Verhalten somit ergänzt (z.B. wenn jemand dominant auftritt und sein Gesprächspartner untergeben reagiert).
Da der Patient einen anderen Status hat als Sie: „Er will etwas von Ihnen wissen, hofft auf Linderung oder Heilung". Ist hier besonders viel Sensibilität Ihrerseits gefragt.

Hinsichtlich der Kommunikationsformen unterscheiden wir ganz generell zwischen verbaler und nonverbaler Kommunikation. Verbale Kommunikationsformen bedienen sich der Sprache als wichtigstem Mittel, also das gesprochene und geschriebene Wort. Unsere Sprache zeichnet sich durch einen gemeinsamen Symbol- und Zeichenvorrat aus, der durch Inhalt und Bedeutung gekennzeichnet ist.

Neben den verbalen Aspekten der Sprache kommen daneben vor allem den stimmlichen Ausdrucksformen (auch „paraverbale" Aspekte genannt) wie:

- Artikulation (Deutlichkeit, Betonung, Aussprache, Tonfall, Akzent

- Modulation (Melodie, Klangfarbe und Stimmlage)

- Lautstärke

- Sprechtempo, Atmung und Sprechpausen

eine wichtige Funktion zu. Unsere Stimme zeigt dem Patienten, wie „stimmig" wir uns als Sprecher mit dem, was wir sagen, fühlen. Sie zeigt zudem unsere „Laune" an, unseren allgemeinen Gesundheitszustand, unseren gesellschaftlichen Rang, unser Alter, unser Geschlecht sowie unsere regionale oder nationale Herkunft.

Zu den nonverbalen Kommunikationsformen gehört auch die Körpersprache, die neben Stimme und gesprochenem Wort einen bedeutenden Anteil einnimmt:

- Blickkontakt und Blickrichtung

- Mimik und Kopfhaltung

- Gestik, Körperbewegungen und Körperkontakt

- Körperhaltung und Stand

- Raum und Distanz

- Äußere Erscheinung (Kleidung, Frisur, Rasur, Geruch, Schmuck, Make-up usw.)
  Weitere nonverbale Kommunikationsmittel sind visuelle (z.B. Schilder, Fotos, Blumen) oder auditive Signale (z.B. Musik, Klopfen, Hupen).

Schauen Sie Ihre Patienten während der Kommunikation an, bedrängen Sie diese aber nicht. Versuchen Sie durch eine offene und aufmerksame Körperhaltung Vertrauen zu schaffen. Das wird der Patient spüren. Da Sie als Arzt zum Glück nicht nur schlechte Nachrichten überbringen, können Sie sich gerne auch einmal mit Ihren Patienten freuen und zwar nonverbal. Versuchen Sie es doch mal. Kurz vor Feierabend setzen Sie sich noch kurz mit Ihren Mitarbeitern zusammen. Lassen Sie jeden versuchen unterschiedliche Emotionen nonverbal darzustellen. Wem gelingt es am besten? Wie wirkten die Teilnehmer untereinander aufeinander?
Interessant ist die nonverbale Kommunikation nicht zuletzt deswegen, weil der größte Teil der zwischen Menschen ausgetauschten Informationen nicht durch Worte, sondern durch Körpersprache und Stimme übermittelt wird. Untersuchungen in den USA haben ergeben, dass der Einfluss von Körpersprache (55%) und Stimmqualität (38%) auf die

wahrgenommene Kommunikation wesentlich höher ist als die tatsächlich gesprochenen Worte (7%).

Friedrich NIETZSCHE hat dies einmal so umschrieben: „Das Verständnis an der Sprache ist nicht das Wort selber, sondern Ton, Stärke, Modulation, Tempo, mit denen eine Reihe von Worten gesprochen wird, kurz die Musik hinter den Worten, die Leidenschaft hinter der Musik, die Person hinter dieser Leidenschaft. Alles das also, was nicht niedergeschrieben werden kann."

Wenn sich die drei Aspekte Inhalt – Körpersprache – Stimmqualität gegenseitig verstärken und ergänzen, wird die Kommunikation und damit auch die Person als solche vom Gesprächspartner als kongruent wahrgenommen. Wenn sie sich widersprechen, werden die nonverbalen Signale vom Empfänger stärker bewertet als die verbalen. Wir sind dann wenig überzeugend oder glaubhaft.

Es macht also wenig Sinn, ein einzelnes körpersprachliches Signal herauszugreifen und zu interpretieren (nach dem Motto: „Ein abgewendetes, überschlagenes Bein bedeutet Abneigung").

Vielmehr stellt sich die Frage, ob das Signal in den gesamten wahrgenommenen Kontext „passt" oder nicht. Nonverbale Kommunikation gewinnt seine Bedeutung demnach aus den Wirkungen, die sie beim Gesprächspartner auslöst.

In der Kommunikationsforschung geht man heute davon aus, dass nonverbales Verhalten zwar nicht unbedingt unser wahres Gesicht zeigt („Körpersprache als Fenster zur Seele"), sondern dass es vielmehr festlegt, was der Gesprächspartner für unser wahres Gesicht hält.

Wahrnehmung mit den fünf Sinnen

Unsere fünf Sinne ermöglichen Wahrnehmung und damit den Kontakt zur Außenwelt. Warum nehmen wir jedoch Ereignisse, Situationen, Personen oder Probleme unterschiedlich, ja oft widersprüchlich wahr? Weil wir unsere Umgebung stets selektiv wahrnehmen. Wir schaffen uns durch unsere Wahrnehmung ein gedankliches Bild oder Modell der Welt. Dabei reduzieren wir die Komplexität um uns herum, indem wir die Fülle unserer konkreten Erfahrungen und Wahrnehmungen verzerren, ausblenden, auslassen oder tilgen. Dadurch werden wir in einer bestimmten Umgebung handlungs- und überlebensfähig. In einer anderen Umgebung oder zu einem anderen Zeitpunkt begrenzen jedoch die gleichen Modelle den notwendigen Handlungsspielraum.

Damit wird schnell klar, dass es so etwas wie objektiv erkennbare Wirklichkeiten nicht gibt. Aus scheinbar objektiven Informationen ziehen wir individuelle, subjektive Schlussfolgerungen und schaffen uns so unsere eigene Wirklichkeit. Wir färben die Realität mit unseren Farben, sehen Welt durch unsere Brille und haben alle unsere subjektiven Wahrnehmungsfilter. Schon DESCARTES meinte: „Was Peter über Paul sagt, sagt mehr über Peter als über Paul".

Sozialisationsfaktoren

Der erste und mächtigste Filter ist die Sozialisation, unsere Gewohnheit. Wir werden durch unsere Erziehung, unsere Erfahrungen in Familie, Schule, Arbeitswelt, usw. geprägt. Dies wiederum prägt unsere Vorstellungen, unsere Werte und unsere Denkweise. Davon werden dann unsere Fähigkeiten, unser Temperament, unsere Überzeugungen, Interessen, Vorurteile, Erwartungen und Ziele beeinflusst. Eingebettet ist dies alles in unseren Sprach- und Kulturraum, aus dem wir stammen. Wir entwickeln somit bestimmte Programme, welche die Wahrnehmung im Gehirn aufgrund unserer spezifischen Erfahrungen weiterbearbeiten.

Ein weiterer Wahrnehmungsfilter sind Empfindungen und Gefühle. Physiologisch betrachtet filtern schon unsere Sinnesorgane z.B. Töne oder Licht, so dass wir nur innerhalb bestimmter Bandbreiten wahrnehmen. Empfindungen wie Müdigkeit, Hunger oder Schmerz filtrieren die Wahrnehmung ganz gezielt, und zwar in Richtung Bedürfnisbefriedigung (z.B. wenn ich Hunger oder Schmerzen habe, höre ich in einer sonst wichtigen Besprechung kaum mehr zu). Das ist eine für Sie wichtige Information, Verkaufsgespräche sollten Sie nur mit dem Patienten führen, wenn dieser sich wohlfühlt, es sollte eine gute Grundstimmung vorhanden sein, damit tun Sie dem Patienten und sich einen Gefallen. Sollte die Stimmung mal nicht so gut sein, geben Sie doch einfach eine Broschüre mit Ihrem Portfolio an den Patienten weiter. Beim nächsten Termin können Sie ihn dann darauf ansprechen.

Schließlich wird unsere Wahrnehmung durch die jeweilige Situation, den jeweiligen Kontext beeinflusst. Dazu gehören Raumbeschaffenheit, Farben und Beleuchtung genauso wie z.B. Ungestörtheit, Gemütlichkeit oder Vertrautheit. Auch Alter und Geschlecht lassen uns spezifische Wahrnehmungen machen, ebenso unsere Rolle in der jeweiligen Umgebung, z.B. unsere Aufgabe oder Funktion.

Ihre Praxisräume sollten hell und freundlich gestaltet sein. Oft betrete ich Praxen, die ich am liebsten rückwärts wieder verlassen würde. Hier sind zwar fachliche sehr gute Ärzte am Werk, aber die räumliche Ausstattung lässt immens zu wünschen übrig. So etwas schreckt den Kunden nachhaltig ab, bei so jemandem hält man sich nur ungern länger auf. Berücksichtigen Sie bitte auch das bei Ihren weiteren Planungen.

Selektive Wahrnehmung schützt uns vor Reizüberflutung, gibt Orientierung und Sicherheit. Gleichzeitig erkennen wir, dass wir zu einer objektiven Wahrnehmung nicht fähig sind.

Wenn wir uns nun bewusst machen, dass es somit verschiedenste subjektive Darstellungen der Wirklichkeit gibt, müssten die Konsequenzen daraus Toleranz, Verantwortung, Selbstreflexion und die Bereitschaft zum Dialog und zur Konfliktbewältigung sein.

Wahrnehmung hat immer etwas mit selbst konstruierten Wirklichkeiten zu tun. Unsere Wirklichkeit ist geprägt durch Zuschreibungen von Sinn (oder Unsinn), die wir den Dingen geben. Unsere Wahrnehmung ist deshalb nicht nur selektiv, sondern auch ergänzend. Heinrich HEINE bemerkte dazu: „Die Herrlichkeit der Welt entspricht der Herrlichkeit des Geistes, der sie betrachtet".

In Gesprächen mit Patienten, Kollegen, oder Mitarbeitern müssen wir uns bewusst machen, dass unsere Wahrnehmung und somit unser Bild vom anderen einer Reihe von konstruierten Urteilstendenzen unterliegen. Beziehungsstörungen ergeben sich dann, wenn ich den anderen ganz anders wahrnehme als er sich selbst. Im Folgenden werden Mechanismen beschrieben, die zu einer Verzerrung dieses Bildes führen können.

Der erste Eindruck

D er erste Eindruck wird meist visuell oder auditiv vermittelt und stützt sich auf Körpersprache, äußere Erscheinung und stimmliche Qualitäten des Gegenübers. Wir ordnen diese Informationen in unsere bisherigen Bezugssysteme („Schubladen") ein und machen uns so einen positiven oder negativen Ersteindruck. Diesen Eindruck ändern wir allenfalls langsam oder tröpfchenweise.

Dazu gehört auch das Kategorisieren, also das meist unbewusste Hineinstecken in bestimmte stereotype Rollen oder Klischees aufgrund eines bestimmten Merkmals, z.B. Dialekt (ein bayerischer Dialekt ist gleichbedeutend mit Gemütlichkeit, ein schwäbischer mit Sparsamkeit, ein rheinländischer mit Frohsinn usw.).

Projektion. „Wenn du deine Magenschmerzen im Gesicht des anderen erblickst, dann ist das eine Projektion." Bestimmte unbewusste seelische Vorgänge projiziere ich nach außen und erkenne sie beim anderen. Oft sind es Gefühle, Impulse eigene Fehler oder Unzulänglichkeiten, die ich mir nicht eingestehen mag, die nicht in mein Selbstbild passen, die ich dann übersensibel beim anderen entdecke, um so von ihnen abzulenken. Hermann HESSE schreibt in seiner Erzählung „Demian" dazu: „Wenn wir einen Menschen hassen, so hassen wir in seinem Bild etwas, was in uns selber sitzt. Was nicht in uns selber sitzt, das regt uns nicht auf."

Auch bei der Übertragung werden Erlebnisse und Erfahrungen aus früheren gleichen oder ähnlichen Situationen unbewusst auf die momentane Situation übertragen. So kann ich beispielsweise auf den Partner gefühlsmäßig reagieren, weil dieser mich aufgrund von irgendeiner Äußerlichkeit an eine andere Person erinnert. Andererseits muss ich mir klarmachen, dass nicht jede Reaktion, die ich erhalte, tatsächlich mir „zugedacht" ist.
Oft erleben wir unseren Gesprächspartner nur in ganz bestimmten Situationen oder Rollen, z.B. als Patient. Solch ein unrepräsentativer Kontakt liefert uns jedoch ein einseitiges, unvollständiges Bild vom anderen. Wir verabsolutieren diesen eindimensionalen Ausschnitt und tun so, als bestünde dieser Mensch nur aus dieser einen Rolle.

Ihre Patienten/Kunden sind mehr als das, was Sie wahrnehmen. Sie haben Mütter und Väter vor sich, leidenschaftliche Menschen, Leute mit vielfältigen Interessen. Lernen Sie schon in der Kommunikation zwischen den Zeilen zu lesen und sensibilisieren Sie Ihr Personal dementsprechend. Durch einen emotionalen Zugang zum Patienten lässt es sich viel leichter verkaufen. Wenn Sie etwas über das Privatleben des Kunden wissen und aufrichtig Anteil daran nehmen, dann hört er Ihnen mit beiden Ohren zu.

Gegenseitige Beeinflussung (oder auch „Andorra-Phänomen", nach dem Schauspiel von Max FRISCH) bezeichnet das Phänomen, dass man so wird, wie man vom Gegenüber gesehen wird. Die Erwartungshaltung eines sozial, hierarchisch usw. höher Gestellten kann das Verhalten des niedriger Gestellten beeinflussen (oft durch nonverbale Signale).

Halo-Effekt. So wie der Mond einen Hof (engl. Halo = Hof) hat, so überstrahlen auch Sympathie oder Antipathie andere positive oder negative Eigenschaften. Jemandem, den ich sympathisch finde, verzeihe ich z.B. eher seine Vergesslichkeit als jemandem, den ich nicht mag.

Einfrieren. Wir gehen davon aus, dass einmal vorhandene Anlagen oder Verhaltensweisen von Mitmenschen sich nicht ändern, z.B. „Wer einmal lügt, dem glaubt man nicht, und wenn er auch die Wahrheit spricht."

Wenn wir nur lückenhafte Informationen besitzen, und das ist ja meistens so, sind wir auf Vermutungen angewiesen. Wir müssen uns jedoch bewusst machen, dass dies keine Fakten sind, sondern allenfalls eigene Persönlichkeitstheorien, die genauso gut falsch sein können, wie z.B. wer mich nicht freundlich grüßt, hat etwas gegen mich.

Angesichts der dargestellten vielfältigen Störungspotenziale scheint ein reibungsloser Kommunikationsprozess schwierig zu erreichen. Deshalb gibt es Methoden, Techniken und Ansatzpunkte, welche die Kommunikation steuern und verbessern helfen. Die Wichtigsten sind:

- Rapport herstellen und halten

- Verständlich beschreiben

- Nachfragen

- Paraphrasieren

- Sachlich diskutieren

- Richtig zuhören

- Feedback

- Ich-Botschaften

- Metakommunikation

- Positiv formulieren

- Gesprächspausen

- Argumentation

Der Einsatz dieser Kommunikationsstrategien soll im Folgenden kurz erläutert werden.

Grundlegende Voraussetzung für gelungene Kommunikation ist ein guter, wohltuender Kontakt (Rapport) zwischen den Kommunikations-Partnern. Wenn wir einmal darauf schauen, wie wir mit Menschen kommunizieren, dann fällt auf, dass bei vertrauensvollen Gesprächen neben der verbalen Übereinstimmung auch eine nonverbale Angleichung der Gesprächspartner stattfindet. Dies geschieht nicht etwa durch bloßes Nachahmen des anderen, sondern durch das taktvolle Verwenden des gleichen Wahrnehmungssystems. Das setzt natürlich ein Minimum an Identifikation mit dem Gegenüber voraus.

Versuchen Sie sich in die Patientenrolle hineinzuversetzen. Der Patient ist aus einem bestimmten Grund bei Ihnen, meistens nicht um eine Dienstleistung von Ihnen zu kaufen, vieles wird über die GKV als auch über die PKV abgedeckt. Ihr Ziel ist es nun, dem Patienten eine bestimmte Dienstleistung näher zu bringen, die er selber bezahlen soll. Wenn Sie für sich selbst diese Situation mehrmals im Geiste durchspielen, können Sie sich viel besser in Ihren Patienten hineinversetzen. Sie gleichen sich somit besser an.

Diese Angleichung (Pacing) können wir ein Stück weit selbst steuern um Rapport herzustellen und so das Gespräch von der Beziehungsebene her zu lenken. Wir stellen uns dann sozusagen auf die Wellenlänge des Gesprächspartners ein. Konkret kann dies folgendermaßen aussehen:

Körpersprachliches Spiegeln, z.B. gleichzeitig mit dem anderen sitzen oder stehen, gleiche Rhythmen der Bewegungen:

- Anpassen der Stimme in Lautstärke, Tempo, Tonlage, Rhythmus

- Einfühlendes Anteilnehmen an der Stimmung (Freude, Trauer)

- Angleichen der verwendeten Begrifflichkeiten

Sprachliches Synchronisieren des Wahrnehmungskanals, d. h. das Angleichen der eigenen Sprache an die visuelle, auditive oder kinästhetische Wahrnehmung des anderen. Wenn dieser beispielsweise etwas „ganz anders sieht" als ich, bleibe ich bei seinem visuellen Zugang und frage etwa nach seinen Bildern.

Äußerliches Einhalten einer bestimmten Kleiderordnung beispielsweise zeigt auch das Interesse an einem guten Kontakt.

Dieses Einhergehen mit dem anderen ist dann erfolgreich, wenn ich wertschätzend und echt bleibe. Wertschätzung meint vor allem Achtung, Respekt und Höflichkeit. Ich sehe den anderen also als vollwertige, gleichberechtigte Person an und spreche ihn so an, wie er auch umgekehrt zu mir sprechen dürfte, ohne die Beziehung zu gefährden.
Durch Leading kann ich das Verhalten meines Gegenübers so verändern, dass er mir folgt, z.B. ihn aus einer verschlossenen Körperhaltung in eine offene bringen. Pacing und Leading ist wie ein Tanz. Eine Faustregel zum optimalen Leading ist: 3 mal pacen, 1 mal leaden, 3 mal pacen, 1 mal leaden usw.

Verständlichkeit ist in unseren heutigen Kontexten, die durch Spezialisierung und Automatisierung gekennzeichnet sind, ein wertvolles Element. Verständlichkeit dient dabei als notwendige Voraussetzung für Verständigung.

Wie können wir uns sowohl mündlich als auch schriftlich verständlich mitteilen? Vier „Verständlichmacher" helfen uns weiter.

Einfachheit in Satzbau und Wortwahl durch relativ kurze Sätze statt komplizierter Schachtelsätze, für den Partner geläufige und konkrete Begriffe statt überflüssige, abstrakte oder nicht erklärte Fachausdrücke, Fremdwörter oder Abkürzungen, Gliederung, Ordnung und Übersichtlichkeit in Aufbau und Struktur lassen einen roten Faden erkennen:

1.) Überblick zu Beginn herstellen

2.) Informationen Schritt für Schritt und in sinnvoller Reihenfolge bringen

3.) Nummerierungen, Beziehungen, Querverbindungen, Ankündigungen, Hervorhebungen verwenden

4.) kurze Zusammenfassungen und Wiederholungen einfügen

- Kürze und Prägnanz der Informationen, also die Botschaft auf das Wesentliche beschränken, z. B mit einem Takt von zwei bis vier Sätzen, danach kurze Pause zum Verarbeiten oder Reagieren
- Zusätzliche Anregungen, sozusagen das Salz in der Suppe, z.B. durch persönliche Ansprache, Eingehen auf Gefühle, lebensnahe Beispiele, Vergleiche, Analogien, Witze oder durch Medien und Visualisierung (dabei möglichst viele Sinneskanäle ansprechen)

Als ich vor einigen Wochen eine Kundenumfrage für eine etablierte Gemeinschaftspraxis durchgeführt habe, dann lagen die Hauptmängel in der komplizierten Darstellung von einfachen Sachverhalten. Die Patienten haben einfach nicht verstanden, was der Arzt und das Praxisteam kommunizieren wollten. Eine gewisse Befangenheit hat dann offenbar einen Großteil der Patienten daran gehindert, direkt nachzufragen, wenn etwas nicht verständlich genug dargestellt wurde. Erst auf dem anonymen Fragebogen, haben viele ihrem Unmut Luft gemacht. So etwas muss einfach nicht sein, der Arzt sollte mit einfachen Worten mitteilen, was der Patient wissen muss. Der Patient glaubt Ihnen auch so, dass Sie fachlich kompetent sind, dafür müssen Sie kein Fachchinesisch sprechen.

Aktives Nachfragen

Wenn wir mit anderen kommunizieren, haben wir grundsätzlich ein Recht auf verständliche Informationen. Die oft verbreitete Scheu nachzufragen ist meist unbegründet, denn in der Gruppe spricht derjenige, der nachfragt, den anderen oft aus der Seele. Dazu müssen wir klare Signale des „Nicht-Ganz-Verstehens" geben und damit nicht zu lange warten. Das heißt auch, den Gesprächspartner notfalls zu unterbrechen, um wichtige Informationen zu erfragen und thematische Klärung einzuleiten.
Fühlen Sie sich nicht auf den Schlips getreten, wenn Ihre Patienten öfters nachfragen, sehen Sie dies als Anlass an Ihren verbalen Fähigkeiten zu arbeiten.

Solange ich etwas sage, etwas behaupte, muss ich es auch beweisen oder rechtfertigen. Durch richtiges Fragen erfahre ich vom Gesprächs-Partner dessen Kenntnisse, Meinungen, Motive und Ziele.
Fragen lenken die Aufmerksamkeit auf bestimmte Aspekte und steuern den Gesprächsverlauf dementsprechend. Durch Fragen wird der Gesprächspartner aktiviert und die Thematik konkretisiert.

Problematisch sind deshalb möglicherweise nur die Fragen, die mit „warum" (wieso, weshalb, weswegen) beginnen, da sie sich auf Vergangenes, also auf Gründe und Ursachen, beziehen und so einen Rechtfertigungsdruck erzeugen können („Warum kommen sie jetzt erst?"). Gründe und Ursachen für ein bestimmtes Verhalten zu kennen und zu erfragen können in bestimmten Situationen sinnvoll sein. Gegenwärtiges Verhalten lässt sich jedoch auch aus der Zukunft ableiten, denn es verfolgt stets eine Absicht, ein Ziel. Mit der Wozu-Frage richte ich den Blick nach vorne.

Schwierige Situationen entstehen in Gesprächen häufig durch wenig hilfreiche Aussagen von Gesprächspartnern, von Pauschalisierungen bis hin zu Killerphrasen. Die Diskussion beginnt zu stocken oder in eine unproduktive Richtung zu laufen.

Die Technik des Nachfragens ermöglicht es uns, den Ball wieder zurückzuspielen, um so die Arbeit in der Gruppe konstruktiv und effektiv zu halten. Zum Nachfragen eignen sich besonders sogenannte W-Fragen, die mit Fragewörtern Was, Wie, Welche, Wozu usw. beginnen. Dadurch entstehen offene Fragen, die einen entsprechenden Antwortspielraum erzeugen, dies habe ich Ihnen am Anfang des Hörtrainings schon vorgestellt, an dieser Stelle möchte ich Ihnen noch mal den Nutzen kommunizieren:

Der Effekt liegt auf der Hand: Durch Nachfragen können wir:

- Blockaden auflösen

- unspezifische Begriffe konkretisieren

- Verallgemeinerungen relativieren

- implizite Annahmen überprüfen

- Vergleiche konkretisieren

Oft ist es notwendig, durch Konkretisieren oder Spezifizieren Hintergründe, Zusammenhänge oder Details zu erfahren. Die Frage orientiert sich dann zunächst am genannten Problem bzw. Einwand, wie z.B. „Was konkret ...?“, „Welche genau ...?“, „Inwiefern ...? Um die Diskussion wieder ergebnisorientiert weiterzuführen, sind dann hypothetische Fragen geeignet, wie z.B. „Unter welchen Umständen wäre denn ...?“, „Was bräuchten Sie, damit ...?“, usw.

Auch in der Ansprache des Kunden besteht ein gewisser Spielraum: Auf der einen Seite die direkte Ansprache („Was veranlasst Sie zu dieser Annahme?“, „Was fehlt aus Ihrer Sicht?“ usw.), auf der anderen eine eher indirekte Ansprache, die auch andere Teilnehmer mit einschließt („Wie könnte/n man/wir es denn machen?“, „Was müssten wir tun, um ...?“)

Eine weitere Möglichkeit der Verständnissicherung ist das Paraphrasieren, also das Wiederholen des Gesagten mit eigenen Worten.

Durch diese Umschreibungen gebe ich dem Gesprächspartner das Gefühl, das ich ihm zuhöre, ihn verstehe und ihn damit ernst nehme. Daneben gewinne ich Zeit zum Überbrücken und Nachdenken.
Die Anwendung solcher Verständnissicherungs-Schleifen sollte nicht mechanisch erfolgen, sondern in wichtigen Phasen des Gesprächs.

In Diskussionen hat sich folgender Dreischritt bewährt:

1. Paraphrasieren

   • „Wenn ich Sie richtig verstanden habe, dann ..."

   • „Sie meinen also, dass ..."

2. Maximale Zustimmung

   • „Ich stimme mit Ihnen überein, dass..."

   • „Wo ich zustimmen kann, ist ..."

3. Differenzen, weiterführende Gedanken

   • „Ich bin allerdings der Meinung, dass ..."

   • „Was ich noch zu bedenken gebe, ist ..."

Ein Feedback ist jede Mitteilung, die andere darüber informiert, wie ihr Verhalten und ihre Äußerungen von mir wahrgenommen, verstanden, empfunden und erlebt wurden. Durch diese Rückmeldung können Verhaltensweisen beim Empfänger.

- bestärkt werden, indem sie benannt und anerkannt werden

- korrigiert werden, wenn sie die beabsichtigte Wirkung nicht erreicht haben.

Darüber hinaus kann Feedback helfen, die Beziehungen zwischen Personen zu klären. Feedback ist damit für eine gelungene Kommunikation unverzichtbar, nur dieses hilft uns zu erfahren, wie wir auf andere wirken. Erst Feedback komplettiert den Informationsvorgang, zeigt es dem Sender doch an, wie seine Informationen beim Empfänger aufgenommen wurden.

Dieses Feedback bekommen wir - zumindest in angemessener Form - recht selten. Regeln der Höflichkeit, Angst oder die Sorge, man könne den anderen verletzen, sind einige der Ursachen dieses Mangels. Derartige Sorgen sind teilweise berechtigt, denn unangemessenes Feedback kann verletzen und Beziehungen (zer-)stören.

Feedback **geben** bedeutet:

- Ich-Botschaften senden

- sich auf eine konkrete, erlebte Situation beziehen, nicht verallgemeinern

- trennen zwischen Wahrnehmung, Interpretation und Gefühl

- unmittelbar nach der Wahrnehmung rückmelden

- auch positive Wahrnehmungen äußern

- einen passenden Zeitpunkt wählen, nicht aufzwingen

- nur auf (veränderbare) Verhaltensweisen eingehen

- direkt rückmelden, nicht an oder über Dritte

- ggf. einen Wunsch oder Tipp anhängen

Feedback **nehmen** bedeutet

- zuhören und aufnehmen

- sich nicht rechtfertigen oder verteidigen

- nichts erklären, sondern mit dem Feedbackgeber ins Gespräch kommen

- ggf. Fragen zur inhaltlichen Klärung stellen

- selbstständig und unabhängig Konsequenzen daraus ziehen

- ein Geschenk annehmen

Durch Feedback erhalten wir einen Abgleich zwischen dem Bild, das wir selbst von uns haben (Selbstbild), dem Bild, das andere von uns haben (Fremdbild) und dem Bild, von dem wir vermuten, dass es andere von uns haben (vermutetes Fremdbild). Oft stellen wir fest, dass zwischen diesen Bildern erhebliche Differenzen bestehen. Der Grund hierfür sind Fantasien, die wir ständig erzeugen, da wir immer einen unvollkommenen Informationsstand haben: Fantasien über andere, Fantasie über Fantasien, die andere über uns haben könnten usw.

Ich – Botschaften

Die Tatsache, dass wir alle die Wirklichkeit um uns herum subjektiv wahrnehmen und folglich durch die Äußerung dieser Eindrücke auch nur unsere subjektive Wahrnehmung rückmelden können, führt zu einer entsprechenden Ausdrucksform, der Ich-Botschaft.

Was ist eine Ich-Botschaft?

- Ich spreche von mir und meiner Wahrnehmung in der Ich-Form (und nicht in verallgemeinernden man/wir-Aussagen oder Du/Sie-Vorwürfen)

- Ich beschreibe, was ich wahrgenommen habe, anstatt zu bewerten oder zu moralisieren

- Ich teile meinem Gesprächspartner mit, welche Gefühle, Empfindungen, Bedürfnisse ich habe

- Ich nenne meine Wünsche, Erwartungen, Ziele

Immer, wenn ich meine Wahrnehmung, meine Meinung oder mein Anliegen äußern möchte, macht dies in Form einer Ich-Botschaft Sinn. Ich-Botschaften unterstützen den Feedback-Prozess, besonders wenn die Kommunikation nicht ganz unproblematisch ist und Negatives zurückgemeldet werden soll. Ich-Botschaften senden heißt, authentisch, offen, ehrlich und direkt mit jemandem umzugehen und keine Fassaden aufzubauen, hinter denen eigene Gedanken und Gefühle verborgen bleiben.

Beispiele:

- *„Ich ärgere mich, weil Sie mich nun schon zum zweiten Male unterbrochen haben" statt „Sie sind autoritär!"*

- *„Ihre Praxisbroschüre hat mich stellenweise etwas überfordert. Mir war an einigen Stellen nicht klar, worauf Sie hinaus wollten." statt „Ihre Praxisbroschüre war viel zu undurchsichtig, da hat man ja überhaupt nichts verstanden!"*

- *„Du machst einen etwas unvorbereiteten Eindruck auf mich." statt „Man merkt ganz deutlich, dass Du unvorbereitet bist."*

Es wird deutlich, dass Ich-Botschaften eher zu Konfliktlinderung beitragen als Du- Botschaften, welche unser Gegenüber als Vorwurf, Kritik, Angriff oder Provokation verstehen kann. Du-Botschaften können das Gesprächsklima negativ beeinflussen und verhindern beim Feedback sogar Verhaltensänderungen. Auf der anderen Seite sind Du-Botschaften eher dazu geeignet, einmal richtig „Dampf abzulassen" oder dem eigenen Ärger freien Lauf zu lassen. Die dabei offenbarte Authentizität ist meist wirksamer als das Verstecken hinter einer höflichen und vielleicht gespielten Ich-Botschaft.

Wenn wir von Kommunikation sprechen, meinen wir zum einen das verständliche, sachliche, überzeugende und wohlformulierte Reden, zum anderen das angemessene Reagieren darauf, nämlich das Zuhören. Je nach Kontext und Zielsetzung sind dabei verschiedene Intensitäten des Zuhörens erforderlich.

„Ich-Versteh-Zuhören". Dabei handelt es sich schlicht um den Auftakt zum eigenen Sprechen. Nach einem kurzen Hinhören oder dem Aufschnappen eines Stichwortes ergreift der Zuhörer nun selbst das Wort und benutzt eine einleitende Floskel, anstatt gleich ins Wort zu fallen: „Ich verstehe, bei mir ...“; „das hab' ich auch schon erlebt, ...“; „Ja, aber ...".

Dies geschieht auch in Verbindung mit nonverbalen Zeichen (nach vorne gebeugte Haltung, Luft holen), um nun selbst zum Zuge zu kommen. Im Grunde genommen handelt es sich hierbei um ein Pseudo-Zuhören, um ein unbekümmertes „Aneinander-vorbei- Reden". Dennoch hat diese Form des Zuhörens durchaus ihre Berechtigung, z.B. beim Small Talk, beim informellen Gespräch zwischen Tür und Angel, usw.

Aufnehmendes Zuhören. Notwendig ist oft nicht nur Schweigen, d. h. Ausreden lassen, sondern hör- und sichtbar gezeigte Aufmerksamkeit. Um den gesamten Sachinhalt überhaupt erst aufnehmen zu können, bedarf es Blickkontakt, eines leichten Kopfnickens, „Türöffner" oder die Aufforderung, mehr zu sagen: „mhm", „Aja", „Ich verstehe."; „Schieß los, ich höre!"; „Möchten Sie darüber reden?" Hier heißt es Geduld aufzubringen, um an das eigentliche Anliegen heranzukommen und keine voreiligen Schlüsse zu ziehen oder Missverständnisse zu produzieren.

Umschreibendes Zuhören

Ein adäquates Instrument der Verständnissicherung ist das Paraphrasieren, das Wiederholen des soeben Gehörten bzw. Gemeinten mit eigenen Worten (vgl. o.): „Wenn ich Sie richtig verstanden habe, ...“; „Du meinst also, wenn ...“; „Das würde also bedeuten ...“.

Diese Art des Zuhörens verdeutlicht, ob der Inhalt vom Zuhörer verstanden wurde bzw. ob sich der Sprecher präzise genug ausgedrückt hat. Sie ist damit nicht nur die einfachste und sicherste Möglichkeit, Missverständnisse bereits von Anfang an zu vermeiden, sondern es handelt sich hierbei um aktive Gesprächsführung.

Aktives Zuhören II

Aktives Zuhören ist eine Form der Aufmerksamkeit und Wertschätzung dem Sender gegenüber, die weit über das passive Schweigen oder Ausreden lassen hinausgeht. Zuhören bedeutet in diesem Zusammenhang vor allem zuhören wollen (partnerzentrierte Haltung). Nicht nur auf das WAS, sondern auch auf das WIE wird geachtet. Dazu muss ich mich in den Partner hineindenken, hineinfühlen.

Durch Verbalisieren kann ich das in Worte fassen und wiedergeben, was gefühlsmäßig mitschwingt, also auch nonverbale Signale des Senders.

„Sie wirken ratlos auf mich!“

„Sie machen so einen gespannten Eindruck auf mich“.

Aktives Zuhören schafft Klima der Verbundenheit und des Vertrauens und wird dem Bedürfnis gerecht, ernst genommen werden zu wollen. Es ist daher weder ein Trick noch eine Technik, sondern eine Gesprächshaltung. Voraussetzung für aktives Zuhören ist allerdings ein gewisser „emotionaler Tiefgang", andernfalls wird es grotesk:

Mögliche Gesprächsstörer beim Zuhören sind

Ubertreiben, d.h. die ausgesprochene Empfindung unangemessen verstärken

„Das ist ja entsetzlich!"

„Da müssen Sie sofort 'was tun!"

Untertreiben, d. h. die ausgesprochene Empfindung unangemessen abschwächen

„Das ist doch halb so schlimm!"

„Schlafen Sie erst mal drüber!"

Ablenken, von sich reden

„Das erinnert mich an..."

„Das hat doch auch sein Gutes..."

Vorwürfe machen

„Das hätten Sie doch wissen müssen!"

„Warum kommen Sie denn jetzt erst?"

40

Ausfragen, bloßstellen

„Warum haben Sie das getan?"
„Wer hat Sie da beeinflusst?"

Unerwünschte oder vorschnelle Ratschläge geben

„Wenn Sie mich fragen, wäre es am besten …".

„Nach meiner Auffassung sollten Sie erst einmal"

Interpretieren, analysieren, Motive und Absichten unterstellen

„Sie sind wohl eifersüchtig …"

„Sie haben doch Autoritätsprobleme!"

Auf dem Weg von der 1.) Der Sender hat bestimmte Gedanken, Wünsche (Ideen)... also der internen Repräsentation der Information im Gehirn, zur Oberflächenstruktur, also zur externen Darstellung, durchläuft der Verbalisierungsprozess der Gedanken die 3 Filter:

- Tilgung

- Generalisierung

- Verzerrung

Damit treten an der Oberfläche folgende Phänomene auf (Metamodell):

Die Nachricht, die uns erreicht, ist also notwendigerweise unvollkommen. Je nach Absicht im Gespräch kann das sehr störend sein. Insbesondere wenn Sie präzise, verständliche Informationen erwarten, können Sie sehr enttäuscht werden. Gelegentlich werden diese unvollständigen Gedanken auch eingesetzt, um bewusst eine Diskussion in andere Richtungen zu lenken oder Denkprozesse bei anderen zu stoppen („Killerphrasen").

Beispiele:

„Das ist doch viel zu teuer!"
... ist ein halber Vergleich. Im Verhältnis, Vergleich zu was? Was kostet es, wenn wir es nicht tun?

„Das können wir als Helferinnen nicht leisten"
(Modaloperator der Möglichkeit).

Statt sich in endlosen „Doch!"-„Nein!"-Sequenzen zu verlieren (wir streiten jetzt über etwas ganz anderes), wäre eine Frage wie „Was müsste Ihrer Meinung nach geschehen, dass das doch durchgesetzt werden könnte?" eher zielführend, da sie auf operativer Ebene die Hemmnisse (bzw. deren Lösung) anspricht und sich nicht im KSW-Bereich aufhält (KSW = Kraft souveräner Willkür; d.h. „Ich will" bzw. „ich will nicht").

Metakommunikation

Metakommunikation bedeutet „Kommunikation über die Kommunikation" und meint das Aussteigen aus der Inhaltsebene in verfahrenen oder angespannten Situationen, um quasi von oben auf die Kommunikation herunter zu schauen. Die Art der Kommunikation zwischen den beteiligten Personen wird selbst zum Gegenstand des Gesprächs, es wird also darüber gesprochen, wie die Beteiligten miteinander umgehen bzw. kommunizieren und was unter der Wasseroberfläche eigentlich gerade passiert.

Beispiele:

„Ich habe das Gefühl, unser Gespräch dreht sich seit fünf Minuten im Kreis. Ich möchte einmal kurz mit Ihnen darüber reden."

„Ich habe den Eindruck, dass das eigentliche Problem nicht in der Sache, sondern ganz woanders liegt. Könnten wir zunächst einmal unsere unterschiedlichen Interessen offenlegen?"

„Ich erlebe unsere Diskussion im Augenblick als schleppend und zäh, woran liegt das?" Solch ein Blick vom „Feldherrenhügel", wie die Metakommunikation auch genannt wird, kann durchaus im Alltag genutzt werden, wenn den Beteiligten die „Spielregeln" kennen und gelernt haben, damit umzugehen.

Eine derartige Regel lautet „Störungen haben Vorrang", denn dies ist de facto immer so, ob nun erlaubt oder nicht. Das von Ruth COHN stammende Postulat besagt, dass Störungen, wie z.B. Ängste, Zerstreutheit, Lärm, Hunger, Ärger oder sonstige Gefühle bzw. Empfindungen, das eigentliche Thema, beispielsweise während eines Meetings, immer beeinflussen. Wenn sie aber angesprochen, also auf der Metaebene bearbeitet werden, können Meetings wesentlich effektiver gestaltet werden, denn die investierte Zeit wird fast immer durch das bessere Ergebnis ausgeglichen.

Positives Formulieren

„Herr Dr. Müller ist nicht da", „Wir haben geschlossen", „Das geht nicht". Wie oft begegnen uns solche Formulierungen? Und dabei liefern sie die eigentlich interessante Information gar nicht. Um unsere Ziele zu erreichen, benötigen wir stets ein vorstellbares, wünschenswertes oder realisierbares Zielverhalten. Dadurch entstehen im Gehirn Bilder, die sofort in die gewünschte Richtung führen. Mit dem Wort „nicht" kann unser Vorstellungsvermögen nichts anfangen (denken Sie als Beweis dafür z.B. jetzt nicht an einen Elefanten – sehen Sie, das schafft unser Gehirn nicht), wir brauchen also einen positiv formulierten Zustand.

Positives Formulieren ist damit partner- bzw. kundenorientiertes Formulieren. Ich zeige dem anderen, unter welchen Umständen er sein Ziel erreichen kann, anstatt ihm nur zu sagen, dass er sein Ziel nicht erreichen kann.

Positives Formulieren zeigt also Konsequenzen auf, statt Drohungen auszusprechen:

Drohung = „Wenn nicht X, dann Y" bzw. „Wenn X, dann nicht Y". Konsequenz = „Sobald X, dann Y".

Gesprächspausen

Im Gespräch entstehen auf ganz natürliche Weise verschiedene Pausen, die unterschiedliche Reaktionen erfordern. Im Folgenden sollen vier typische Gesprächspausen näher betrachtet werden. Wann es sich um welche Pause handelt, ist jeweils am Blick und an den Augenbewegungen des Gesprächspartners zu erkennen.

„Sie sind dran"

Ein Gesprächspartner ist mit seinem Beitrag fertig und wünscht nun, dass der andere fortfährt. Neben sprachlichen Wendungen wie z.B. „Was meinen Sie dazu?" ist diese Pause vor allem mit Blickkontakt und leichtem Kopfnicken gekoppelt.

„Ich denke nach"

Der Gesprächspartner hat zwar aufgehört zu sprechen, aber nur, um nachzudenken. Sein Blick wandert in dieser Denkpause nach schräg oben. Nun werden visuelle Dinge ins Gedächtnis gerufen, ob erinnert der konstruiert. Gönnen Sie Ihrem Partner sein Nachdenken, er wird schon selbst die Pause beenden und mit Sprechen fortfahren.

„Ich sinne nach"

Beim Nachsinnen handelt es sich um ein Nach-innen-Hören, veranlasst durch Fragen wie: Was empfinde ich dabei? Was ist mir daran wichtig? Wie werde ich mich fühlen? Hier geht der Blick in der Regel nach schräg unten und wir spüren einer Stimmung, einem Gefühl nach, ohne dass uns dies bildhaft gegenwärtig sein muss.

„Das ist mir peinlich"

Dem Gesprächspartner wird plötzlich bewusst, dass er sich gerade „um Kopf und Kragen" geredet oder etwas ausgeplaudert hat, wofür er sich nun womöglich schämt. Sein Blick klammert sich an irgendeinem

Punkt im Raum, meist geht er mit gesenktem Kopf direkt nach unten. Je nach Situation wird es der eine genießen, den anderen im eigenen Saft schmoren zu sehen, während der andere die peinliche Gesprächspause hilfreich beendet.

Die grundlegende Schwierigkeit, sich im Gespräch eine Pause zu leisten, kann durch die Ankündigung einer Pause behoben werden. Ein normales Gespräch sieht üblicherweise so aus:

Wenn ich also bis zum Ende zuhören möchte, muss ich zwangsläufig eine Pause machen, bevor ich als B zu sprechen beginne:

Hierbei laufe ich jedoch Gefahr, dass der Gesprächspartner glaubt, ich hätte nichts zu sagen und deswegen einfach weiterspricht. Dem kann ich zuvorkommen, wenn ich kurz vor der Nachdenkpause zu erkennen gebe, dass ich gleich etwas sagen werde:

> *„Lassen Sie mich gerade mal nachdenken."*

> *„Ich will das für mich kurz ordnen."*

> *„Ich versuche das gerade für mich klarzukriegen."*

Argumentationstechniken

1.) Analogien bilden

Analogien sind eine sehr wirkungsvolle Argumentationshilfe, wenn Sie aus dem direkten Erlebnisbereich des Gesprächspartners stammen.

Beispiel: Arbeitszeitregelung

Ein Mitarbeiter oder Kollege hält die Arbeitszeit nicht ein. Analogie: Arbeitszeitregelung - Spielregeln beim Fußballspiel

Welche Wirkung können Sie erzielen?

Die Erfahrungen eines Lebensbereichs werden auf einen anderen übertragen. Hierdurch kann sehr schnell Verstehen und Zustimmung erreicht werden. Bei dieser sehr wirkungsvollen Technik ist es besonders wichtig, verantwortungsvoll damit umzugehen.

2.) In einen neuen Zusammenhang stellen

Jeder Sachverhalt kann von ganz positiv bis ganz negativ bewertet werden. Es hängt von der Sichtweise ab.

Ein Gespräch kann eine ganz neue Wendung nehmen, wenn es gelingt, eine Aussage in einen neuen Zusammenhang zu stellen. Eine besonders wirkungsvolle Art, eine Sichtweise innerhalb eines Gespräches zu verändern, ist das Interpretieren.

Welche Wirkung können Sie erzielen?

Ein Sachverhalt erscheint in neuem Licht, ohne das zwangsläufig eine Abwehrhaltung entsteht.

Interpretieren: Beim Interpretieren wird der Gesamtzusammenhang oder ein Teil der Aussage des Gesprächspartners vom Sinn her wiederholt. Wichtig ist es dabei, dass die Aussage des Gesprächspartners dadurch in einem Licht erscheint, das Ansatzpunkte für eigene Argumentationen ermöglicht.

Beispiel:

Gesprächspartner: „Sie können den großen Gemeinschaftspraxen ja gar nicht das Wasser reichen".

Interpretation: „Das wollen wir auch nicht. Für uns ist es wichtiger, Ihnen helfen zu können, wir gehen individuell vor ganz in Ihrem Sinne. Und da liegen gerade als kleine Arztpraxis unsere Stärken."

3.) Präzisieren

Aussagen, die Verallgemeinerungen oder Behauptungen enthalten, bieten meist wenig Ansatzpunkte für die Argumentation. In diesem Fall helfen Präzisionsfragen. Präzisionsfragen konkretisieren eine sehr allgemein formulierte Beziehung zu anderen oder einer Sache. (z.B. „Man lässt mich nicht in Ruhe" > „Wer belästigt Sie?")
Ein Großteil unserer Aussagen besteht aus Generalisierungen und Vermutungen. „Aus dieser Ecke kommt nie etwas Gutes". „Man wird das nie verstehen". Ein Gespräch wird flach und bietet wenig Ansatzpunkte für Veränderungen, wenn man nicht durch Präzisionsfragen den Sachverhalt klärt.

a) Reaktionen auf Verallgemeinerungen: Verallgemeinerungen: alle, jeder, nie, ...

Beispiel:

„Aus dieser Praxis kommt nie etwas Gutes!"
Präzisionsfrage: „Nie?"-

Mögliche Antwort: „So war das nicht gemeint, aber in den letzten Wochen hatte ich schon 3 Patienten die jetzt lieber in meine Praxis kommen wollen

b) Reaktionen auf nichtssagende Verben

Beispiel:
„Ich bin so deprimiert."

Präzisionsfrage: „Wie fühlt sich das an?" oder „Deprimiert, was meinst Du damit?"

c) Reaktion auf unkonkrete Substantive

Beispiel:
„Man möchte mir keine Chance geben!"

Präzisionsfrage: „Wen meinst Du mit man?"

Beispiel:
„Sie beklagen sich immer bei mir!"

Präzisionsfrage: „Wer beklagt sich bei Ihnen?"

d) Reaktion auf halbe Vergleiche (sehr beliebt in Verkaufsgesprächen)

Es werden vergleichende Begriffe verwendet, ohne den Bezug zu nennen.

> Beispiel:
> *„Ihr Gerät ist viel zu teuer!"*
>
> *Präzisionsfrage: „Im Vergleich wozu?"*

e) Argument stehen lassen

Viele Menschen verspüren den inneren Drang, auf jedes Argument mit einem Gegenargument zu reagieren, wodurch sich lange Diskussionen ergeben können. Manchmal ist es wirkungsvoller, ein Argument stehen zu lassen, selbst wenn es unserer Meinung nach falsch ist. Jede Beschäftigung mit einem Argument, egal ob es richtig oder falsch ist, hinterlässt einen Eindruck. Der „falsche" Eindruck, hervorgerufen durch eine lange Diskussion, ist oft für das Unterbewusstsein bedeutender als eine kurze Richtigstellung. Ein Phänomen, das sehr gut in der Politik beobachtet werden kann. Daher ist es oft sinnvoller, ein Argument stehen zu Kaffeepause lassen, indem man:

> a) die Antwort vertagt
>
> b) Argumente wiederholt, ohne Stellung zu beziehen

Gibt es Menschen, mit denen Sie in Diskussionen immer wieder aneinandergeraten? Häufig liegt das an den unterschiedlichen Denk- und Kommunikationsmustern, denen wir „anhängen". Und dann lassen Sie mal einen Analyse-Problemorientierten mit einem Lösungs-Problemorientierten zusammen ein Problem lösen. Während der eine bemüht ist, Ursachenforschung zu betreiben, sieht der andere schon die wichtigen Elemente der zukünftigen Lösung vor sich. Aber werden sie sich auch gegenseitig verstehen?

Problemorientierung

- Analyse Hintergründe aufdecken, Schuldige suchen, Schwachstellen suchen

- Lösungen Problem bewältigen, kreativ sein, Ressourcen suchen, Ideen haben

- Kritik Ideen bewerten, loben, Vor- und Nachteile abwägen, kritisieren

- Aktion nicht lange reden, sofort was tun, umsetzen, handeln

Zielorientierung

- positiv hin zu einem klaren Ziel

- negativ weg aus diesem Zustand, Vermeidung

Zeitorientierung

- Vergangenheit ja damals, die Erfahrung zeigt

- Gegenwart wir müssen das jetzt und hier lösen

- Zukunft stellt euch vor, in 5 Jahren

Zeitbindung

- assoziiert geht in die jeweilige Zeit / Erlebnis; erlebt es „am eigenen Körper"

- dissoziiert innerlicher Abstand zum Ereignis

personaler Bezug

- Position ich selber für mich bedeutet das; ich sehe damit gut aus

- Position mein Gegenüber „mein Gott, was mögen die Nachbarn denken?"

- Position Meta-Position wenn ich so neben uns beiden stehe, sieht das aus

Wahl der Einheit / Chunking

- induktiv (chunk up) spezifisch allgemein (Strategen, Visionäre)

- deduktiv (ch. down) allgemein ☐ spezifisch (Handlungsorientierte)

- abduktiv (laterally) gleiche Ebene, anderes Thema

Wahrnehmungsrichtung

- Ähnlichkeiten Das ist genauso wie damals, im Prinzip genauso

- Unterschiede Das ist diesmal anders, völlig was anderes

Im Verkaufsgespräch wie auch in einer von Erfolg geprägten Kunden-beziehung gilt: Ihren Kunden die richtigen Fragen zu stellen ist ausschlaggebend. Mithilfe von Fragen navigieren Sie sich und den Kunden durch den Verkaufsprozess. Sie erfahren, was der Kunde von Ihnen erwartet und Sie zeigen Interesse. Offene Fragen bringen Ihnen vielfältige Informationen über den Kunden, da er hier meist ausführlich antwortet.

Der Kunde redet sich alles von der Seele und Sie können umgehend darauf eingehen. Während der Redezeit des Kunden haben Sie die Möglichkeit neue Fragen zu formulieren oder bereits gedachte Fragen gegebenenfalls zu korrigieren. Diese Frageart setzen Sie sicherlich bereits während Ihrer Anamnesegespräche ein. Nicht nur hier, sondern auch im Verkaufsprozess erweisen sich offene Fragen als sinnvoll.

> Beispiel:
> *Sie sind Orthopäde und bieten einen Sportlercheck als IGel Leistung an. Der Patient kommt zu Ihnen in die Praxis, wegen Rückenproblemen, es handelt sich um kein ernsthaftes Problem. Während der Behandlung erzählt Ihnen der Patient davon, dass er schnell wieder fit sein möchte, weil er an den Wochenenden mit seinen Söhnen Fußball spielen will. Sie fragen, wie alt die Kinder sind, wie lange schon Fußball gespielt wird, welche Noten die Kinder im Sport in der Schule haben, kommunizieren wie gut Sie es finden, wenn Menschen sich körperlich auf eine gesunde Art und Weise betätigen und dann bieten Sie ihm zusätzlich zur Behandlung einen Sportlercheck an. Dabei argumentieren Sie bildhaft den Nutzen. „Damit Sie sicher und langfristig wissen, wie es um Ihre körperliche Leistungsfähigkeit be-*

stellt ist". „Sport ist mit Sicherheit gesund, aber nur in Maßen,
mal schauen, welches Ihres ist".

Durch den emotionalen Bezug zu seinen Kindern wird eine gewisse Nähe hergestellt. Der Patient fühlt sich verstanden, während Sie die Aufmerksamkeit auf seine Kinder lenken, ist der Patient durch Ihre Worte
emotional bei seinen Kindern. Er denkt vielleicht darüber nach, dass er
noch sehr oft mit seinen Söhnen Fußball spielen möchte. Er freut sich
über Ihr aufrichtiges Interesse an ihm. Das haben Sie vielen Kollegen
voraus. Dann erst machen Sie dem Patienten ein Angebot.

Sie haben bei diesem Beispiel zwischen den Zeilen gelesen und den
Kunden menschlich erreicht.

Literaturverzeichnis

- Friedemann Schulz von Thun: Miteinander Reden 1
  Verlag: rororo; Auflage: 48 (April 2010)
  ISBN-13: 978-3499174896
- Paul Watzlawick, Trude Trunk, Friedemann Schulz von Thun: Man
  kann nicht nicht kommunizieren
  Verlag: Huber, Bern; Auflage: 1., Aufl. (5. Oktober 2011)
  ISBN-13: 978-3456850290
- Karl Bühler: Sprachtheorie: Die Darstellungsfunktion der Sprache
  Verlag: UTB, Stuttgart; Auflage: 3. Aufl. (8. Juli 1999)
  ISBN-13: 978-3825211592